Morphologie de l'hypospadias balanique.

L'hypospadias balanique est un vice de conformation qui consiste, chacun le sait, dans une ouverture anormale et congénitale, occupant la paroi inférieure de l'urètre balanique.

Cette ouverture, ainsi que la forme du gland et du prépuce, peut revêtir des aspects très différents. De là, pour l'hypospadias balanique, de nombreuses variétés morphologiques s'écartant pour la plupart beaucoup de la forme type décrite par les classiques et caractérisée par l'absence de la paroi urétrale inférieure et l'élargissement transversal du gland, au-dessous duquel manque le filet préputial. Ce type d'hypospadias balanique est à coup sûr très important et bien digne d'en imposer par la netteté et la constance de sa configuration. Mais il n'est ni le seul ni le plus fréquent et ne doit pas supplanter, dans les traités didactiques, les autres formes de l'affection qui nous occupe. Il nous semble plus conforme aux données de la clinique [1] et de l'anatomie [2] d'envisager la morphologie de l'hypospadias balanique sous trois grands types qui cor-

[1] Malgaigne, Bouisson, Guyon, Lefort, Voillemier, Kaufmann, Gayraud, English, Cristiani, Forgue.
[2] Jarjavay, Tourneux, Retterer.

respondront aux trois principales étapes parcourues par la face inférieure du gland pour arriver au complet développement du canal balanique.

L'urètre masculin normal peut être considéré schématiquement comme formé par la réunion bout à bout de trois segments primitivement distincts qui sont, d'avant en arrière : le segment membrano-prostatique ou postérieur, le segment spongieux ou moyen, le segment balanique ou antérieur [1]. Ces deux derniers seuls nous intéressent ici. Ils prennent naissance aux dépens et dans l'épaisseur de la lame épithéliale qui continue extérieurement, sous la face inférieure du tubercule génital, l'épithélium du sinus génital. Cette lame épithéliale *(lame urétrale)* se creuse inférieurement d'une fente *(gouttière urétrale)* qui apparaît vers la fin du deuxième mois intra-utérin. Au commencement du troisième mois *(fig. 1),* cette gouttière règne dans toute l'étendue de la verge, sauf le gland qui est respecté. Pendant le cours du troisième mois *(fig. 2),* la portion de la lame urétrale qui répond au gland bourgeonne au dehors et forme le long de cet organe une crête longitudinale *(mur* ou *rempart épithélial du gland)* qui se termine vers le sommet par une touffe plus élevée (Tourneux). C'est ce mur épithélial qui se creusera d'une gouttière dont la fermeture constituera le canal balanique. La gouttière balanique apparaît vers la fin du troisième mois, au

[1] Tourneux. Sur le développement et l'évolution du testicule génital chez le fœtus humain dans les deux sexes *(Journal de l'Anatomie,* 1889).

moment où s'accuse le premier soulèvement préputial
et où la gouttière pénienne s'est refermée d'arrière en
avant jusqu'à la base du gland *(fig. 3)*. Elle progresse
graduellement en avant, au fur et à mesure qu'elle se
referme en arrière, pour constituer la portion balanique de l'urètre. Celle-ci s'abouche en arrière avec
l'extrémité antérieure de l'urètre pénien et s'ouvre au
dehors par le méat, situé au bout distal du gland.

Le canal balanique se complique de deux organes
situés, l'un en dedans, le sinus de Guérin; l'autre en
dehors, le filet préputial.

Le sinus de Guérin, limité en bas par la valvule de
ce nom, apparaît vers la fin du troisième mois sous
forme d'un bourgeon plein, ordinairement unique,
parfois double, émané du plafond de la lame urétrale,
au niveau de la base du gland. Au commencement du
sixième mois, ce bourgeon se creuse dans sa partie
profonde d'une cavité centrale et se termine par un
bouquet de diverticules glandulaires.

Quant au prépuce, il se montre à la même époque
comme un bourrelet mésodermique qui s'élève peu à
peu de la base au sommet du gland. Il est interrompu
à la face inférieure de cet organe et sur la ligne médiane par la fissure urétro-balanique, avec les bords
de laquelle il se continue *(fig. 3)*. A mesure que la
hauteur du prépuce augmente, les deux bords de la
fissure urétrale se réunissent et se fusionnent pour
constituer le frein préputial.

Le développement de l'urètre balanique parcourt

donc trois étapes successives : il est tour à tour *mur plein, gouttière, canal*. De là trois types d'hypospadias balanique correspondant à chacune de ces périodes évolutives et reproduisant d'une manière permanente, après la naissance, les états présentés dans la vie intra-utérine par le tronçon balanique de l'urètre. Ils diffèrent notablement de l'état normal *(fig. 4 et 5)*. Dans le premier type, il y a *hypospadias balanique avec persistance du mur balanique* imperforé *(fig. 6 et 7)*. Dans le second type, il y a *hypospadias balanique avec persistance de la gouttière balanique (fig. 8 et 9)*. Dans le troisième type, l'on a affaire à l'*hypospadias balanique avec canal balanique formé, mais frappé d'anomalie (fig. 11 et 12)*.

Dans ce travail, je veux esquisser à grands traits les caractères physiques de ces trois types d'hypospadias balanique, ainsi que les variétés correspondant à chacun d'eux. En terminant, je rappellerai les lésions concomitantes susceptibles de les accompagner tous.

I

Caractères essentiels de l'hypospadias balanique.

PREMIER TYPE. *Hypospadias balanique avec persistance du mur balanique (fig. 6 et 7).* — Ce type est absolument exceptionnel. Ici, le canal balanique fait complètement défaut. Le gland, entouré de son prépuce et muni du frein préputial, présente sensiblement la forme et le volume du gland normal, sauf à la pointe où fait défaut le méat, ordinairement représenté par une légère dépression. Quant à l'ouverture antérieure de l'urètre, elle est située en arrière du gland, plus ou moins dissimulée dans l'épaisseur ou à côté du frein. Il en existe cinq cas connus relevés par Kaufmann.

La pathogénie de cette lésion est simple. Le mur balanique et le prépuce persistent, indivisés, tels qu'ils étaient dans le courant du troisième mois utérin. La face inférieure du gland est restée à la première période de développement du canal balanique, période de mur plein.

DEUXIÈME TYPE. *Hypospadias balanique avec persistance de la gouttière balanique.* — Plus commun que le précédent, mais plus rare que le suivant, il répond à la forme prise par les classiques comme le type de l'hypospadias balanique. C'est, en effet, le type le plus complet et le plus caractéristique de l'hypospadias balanique.

Le méat hypospadiaque est situé à la base du gland. Le gland est aplati de haut en bas, élargi transversalement et incurvé sur sa pointe. A sa face inférieure, il est creusé d'une gouttière médiane, antéro-postérieure, dont les deux bords écartés adhèrent aux côtés du prépuce. Celui-ci occupe seulement le dos et les parties latérales du gland qu'il recouvre avec trop d'ampleur, mais il manque, ainsi que le filet, au-dessous du gland. Le raphé pénien s'arrête habituellement à une distance variable en arrière de l'orifice urétral.

Ce second type peut offrir plusieurs variétés :

1º La gouttière balanique est unie et régulière dans toute son étendue : *variété régulière.*

2º Elle présente une ou plusieurs petites dépressions sculptées dans le tissu balanique : *variété lacunaire.* Cette variété peut être associée à la suivante (1 cas personnel).

3º Enfin, l'on rencontre assez souvent, en avant de l'ouverture hypospadiaque, une valvule, tantôt à peine accusée (repli falciforme), tantôt obliquement dirigée en avant et en bas. Elle limite alors une cavité plus ou moins profonde, généralement borgne externe, qui semble superposée au canal et en imposer pour un second urètre. Le méat est alors situé en arrière et au-dessous de la valvule et l'on peut désigner cette variété du nom de *variété rétro-valvulaire (fig. 10)* [1].

Ce second type d'hypospadias répond nettement à la période embryonnaire de la gouttière balanique, demeurée persistante au lieu de se refermer comme à l'état normal.

Quant aux accidents de terrain que cette gouttière présente parfois (lacune, valvule), ils me semblent devoir être rattachés au sinus de Guérin — unique ou multiple — dont nous avons parlé à propos du développement de l'urètre. La paroi postérieure de ce

[1] Loumeau. Contribution à l'étude de l'hypospadias balanique (Soc. de Méd. et Chir. de Bordeaux, 2 février 1894).

sinus peut, comme cela a lieu 59 fois sur 70 d'après Jarjavay, constituer une valvule capable de coiffer la pointe d'une bougie introduite dans le canal. Elle acquiert exceptionnellement les dimensions exagérées relevées dans la variété rétro-valvulaire de l'hypospadias balanique (2ᵉ type). Cette paroi semble compenser ici l'arrêt de développement qui a laissé la gouttière balanique insoudée. Ce sont là faits assez communément observés dans les vices de conformation, où telle partie d'un organe s'accroît démesurément à côté de telle autre frappée d'atrophie.

TROISIÈME TYPE. *Hypospadias balanique avec canal balanique formé, mais frappé d'anomalie.* — Cette forme, de beaucoup la plus commune, répond au type incomplet de l'hypospadias balanique des auteurs. Elle est souvent rattachée aux anomalies du méat.

Ici le gland a sa forme et son volume ordinaires, quelquefois légèrement incurvé sur sa pointe. Le prépuce l'entoure complètement et s'y attache inférieurement par un frein bien accusé. Le canal balanique existe, mais il se termine au-dessous du gland, à une certaine distance de l'extrémité terminale. Le méat hypospadiaque présente des aspects très divers. A ce point de vue l'on peut, à l'exemple de Voillemier, diviser les cas en deux grandes catégories, suivant qu'une portion de l'urètre balanique existe ou n'existe pas en avant du méat anormal.

1° *Persistance d'une portion de l'urètre balanique en avant du méat hypospadiaque.*

Plusieurs variétés sont possibles :

A. Hypospadias balanique avec méat normal et ouverture hypospadiaque. Celle-ci peut être unique *(fig. 13)* ou multiple *(fig. 14)*. En ce dernier cas la paroi urétrale est criblée et comme *percillée* (Bouisson).

B. Hypospadias balanique avec imperforation du méat *(fig. 15)*.

C. Hypospadias balanique avec méat borgne externe *(fig. 16)*.

D. Hypospadias balanique avec cloisonnement complet ou partiel du canal (brides, valvules) *(fig. 17)*.

2° *Absence de l'urètre balanique en avant du méat hypospadiaque.*

Le méat peut s'arrêter plus ou moins près de l'extrémité du gland (variété antérieure), à la partie moyenne (variété moyenne), ou à la partie postérieure du gland (variété postérieure).

A. La *variété antérieure* est la plus banale. Beaucoup de sujets ont le méat légèrement situé au-dessous de la pointe balanique et sont à peine considérés comme hypospades. C'est là une disposition intermédiaire entre l'hypospadias balanique bien accusé et l'état normal.

B. La *variété postérieure* se confond presque avec l'absence complète de canal balanique, c'est à dire avec la persistance de la gouttière balanique (deuxième type).

C. La *variété moyenne* est la plus intéressante à retenir. Elle peut schématiquement englober tous les cas où le méat est situé environ à mi-chemin entre la pointe et la base du gland.

En avant de ce méat, le tissu balanique peut être *régulier, lacunaire* ou *valvulaire* (comme dans le deuxième type).

La présence d'une valvule constitue dans le troisième type, comme dans le second, une particularité morphologique des plus intéressantes. Cette disposition assez fréquente a pu, jadis, faire croire à l'existence d'un urètre double. Elle est simplement due à un cul-de-sac de profondeur variable, préposée au méat, dont il est ordinairement distinct.

L'orifice valvulaire et l'orifice hypospadiaque sont séparés par une cloison peu épaisse, qui peut être rectiligne ou offrir l'aspect d'une ligne brisée. De-là deux variétés.

a. Méat en huit de chiffre. — La cloison est droite et transversale. Le bout du gland est percé de deux orifices juxtaposés d'avant en arrière, à la façon de deux canons de fusil ou d'un 8 de chiffre. Ces cas, assez nombreux, répondent à la *figure 18* et à la *coupe 19.*

b. Méat en flèche. — La cloison présente un coude, un V ouvert en haut. Au-dessous du V se trouve le méat; au-dessus existe une fente linéaire conduisant dans un cul-de-sac et qui n'atteint pas inférieurement les deux branches réunies du V. L'esquisse au trait de cette disposition donne assez bien la figure d'un fer de flèche avec une petite portion de la hampe *(fig. 20)*. C'est là ce que Malgaigne désignait sous le nom de *méat à quatre lèvres*. Nous en avons nous-même observé plusieurs exemples.

La pathogénie de ce troisième type d'hypospadias balanique diffère un peu suivant les variétés que nous venons de passer en revue.

1° Lorsque le canal balanique existe au-devant du méat hypospadiaque, le défaut de soudure de la gouttière balanique en un ou plusieurs points suffit à expliquer la présence d'un ou plusieurs trous tamisant la paroi inférieure du canal glandulaire *(A)*. De même, la persistance d'un mince feuillet épidermique au niveau du méat peut donner lieu, par le mécanisme d'une fistule congénitale, à l'hypospadias balanique *(B)*. De même encore, un segment de la lame urétrale primitive peut subsister à l'union de deux canaux balanique et spongieux et réaliser un conduit borgne externe. En arrière de cette porte fermant toute communication entre les deux urètres, la pression urinaire fait crever la paroi urétrale inférieure en un point qui sera le méat hypospadiaque, véritable fistule congénitale *(C)*. Un mécanisme identique entraînera la production de l'orifice hypospadiaque derrière une cloison obstruant la lumière du canal balanique *(D)*.

2º Dans les cas où le canal fait défaut en avant du méat hypospadiaque, la présence d'un cul-de-sac borgne ou communiquant au-devant du méat (en huit de chiffre ou en flèche) me semble devoir être rattachée au développement exagéré de la valvule de Guérin. Cette valvule, remplissant tout l'espace laissé libre en avant du méat, forme une cloison de séparation, tantôt rectiligne et tantôt sinueuse, entre le véritable méat, situé en arrière et au-dessous, et le faux méat placé en avant et au-dessus.

Je viens d'exposer les principales variétés d'hypospadias balanique. D'autres encore pourront se rencontrer qui seront, je crois, faciles à faire entrer dans l'une des trois grandes classes que j'ai proposées, m'appuyant sur la double autorité des faits cliniques et des données embryologiques actuelles.

Chacun de ces types peut exister sans autre lésion des organes génitaux ou bien se compliquer de malformations que, pour être complet, je vais sommairement énumérer.

II

Lésions concomitantes éventuelles de l'hypospadias balanique.

Elles sont de deux sortes : habituelles ou exceptionnelles (Guyon). Parmi les *lésions concomitantes habituelles*, il est inutile de comprendre les variations de forme du gland et du prépuce dont j'ai tout à l'heure indiqué les caractères, propres à chaque type d'hypospadias balanique. Ce qui est commun aux trois types, c'est la *direction du gland* qui est généralement incurvé de haut en bas, parfois même coudé à angle aigu sur la verge.

Les *malformations exceptionnelles* qui peuvent s'associer à l'hypospadias balanique sont : la *torsion de la verge,* la *palmure* de la verge, la *bifidité du scrotum,* la *cryptorchidie,* l'*absence d'un corps caverneux.* J'y ajouterai l'*atrophie du corps spongieux* sur une étendue plus ou moins grande de la verge.

II

Cystite douloureuse, incision et drainage
hypogastriques de la vessie.

Je désire apporter ici la contribution de trois faits personnels à l'étude du *traitement de la cystite douloureuse chez l'homme*, par l'incision et le drainage hypogastriques de la vessie.

Tous les cas graves de cystite douloureuse, ceux qui demeurent réfractaires aux moyens de douceur, sont justiciables d'une intervention sanglante, la cystotomie, qui supprime la vessie comme réservoir urinaire et dès lors fait cesser les douleurs.

La cystotomie sus-pubienne est réellement préférable à la dilatation du col vésical par la boutonnière périnéale. Les principaux avantages qu'elle présente sont de deux sortes : immédiats et éloignés.

La taille haute, simple et rapide d'exécution, met à nu la cavité vésicale sous l'œil et le doigt de l'opérateur, ce qui rend facile en certains cas la suppression radicale des lésions originelles, quand celles-ci résident dans la vessie : calcul, tumeur, ulcération. La cystotomie peut alors être non seulement palliative des douleurs, ce qui est son rôle habituel, mais encore curative de

la cystite douloureuse. Pour être malheureusement
trop rare, ce résultat de la cystotomie sus-pubienne
n'en est pas moins possible. C'est toujours avec cet
espoir que le chirurgien ouvre en pareil cas la cavité
vésicale,

Lorsque les altérations du muscle vésical contrac-
turé sont irrémédiables ou que la cystite douloureuse
est aggravée et comme entretenue par une lésion,
rénale par exemple, inaccessible à nos moyens chi-
rurgicaux, alors, malgré son rôle palliatif, la cystotomie sus-pubienne me semble être encore, au point
de vue des avantages éloignés, l'opération de choix.

Elle crée un nouveau canal plus facile à maintenir
béant et propre qu'un trajet périnéal. Tel, l'anus ilia-
que a conquis sur l'anus lombaire une supériorité
maintenant incontestée. Mais je n'ai pas à m'arrêter
davantage sur les dispositions plus favorables du méat
sus-pubien. Ce dernier appartient surtout à la cysto-
stomie hypogastrique du professeur Poncet qui, malgré
les résultats si séduisants obtenus chez certains pros-
tatiques à nouveau canal continent, ne me paraît pas de
mise dans les cas de cystite douloureuse. Ici, en effet,
tant que la vessie ne sera pas entièrement annihilée
comme réservoir et réduite à l'état d'un simple trajet
de passage, le liquide s'y accumulera dans un bas-fond,
seulement évacué par regorgement. De là une stagna-
tion suffisante pour irriter le muscle vésical et réveil-
ler les contractures si douloureuses. L'incontinence
absolue et constante du canal sus-pubien est donc

nécessaire aux cystalgiques : c'est la condition essentielle du succès thérapeutique. Cette condition n'est réalisable qu'avec un drainage parfait de la cavité vésicale.

Le drainage de la vessie ouverte au-dessus du pubis est effectué avec les tubes de Périer, la sonde de Pezzer, celle de Malécot ou telle autre sonde. Il permet à l'urine descendue des uretères de traverser le conduit vésical sans s'y arrêter et d'être, au fur et à mesure de son arrivée, aussitôt dirigée dans le récipient extérieur au fond duquel plonge, toujours béant, l'orifice de la sonde. Dès lors, plus de besoins fréquents, plus de contractures, plus de douleurs. D'autre part, la sonde, constamment baignée dans un liquide antiseptique, empêche aussi complètement que possible l'infection exogène de la vessie. C'est là une condition très facile à réaliser chez les sujets condamnés au repos du lit (décubitus dorsal) ou de la chambre (station assise), plus difficile à obtenir chez les malades qui veulent vaquer à leurs occupations ordinaires. C'est ce résultat qu'il nous a été donné d'obtenir chez les trois malades dont suivent les observations sommaires.

OBSERVATION I.

Cystite douloureuse de nature tuberculeuse — Cystotomie et drainage hypogastriques — Suppression des douleurs jusqu'à la mort, survenue quatre mois après l'opération.

R.., menuisier, trente-cinq ans. Issu d'un père tuberculeux, a perdu une sœur poitrinaire. Sans antécédents blennorragiques. A commencé à souffrir de la vessie en 1890, à la suite de libations excessives. Depuis lors, la miction a toujours été fréquente et douloureuse, surtout à l'émission des dernières gouttes qui, depuis 1891, contiennent du sang. Se confie à mes soins en septembre 1892. A ce moment, état général misérable, travail impossible, pas d'appétit, moral très affecté; tuberculisation très nette du testicule droit, du cordon et de la prostate. Rien aux poumons. Les urines, troubles à l'émission, contiennent du sang à la fin de la miction, qui a lieu tous les quarts d'heure et provoque de vives douleurs. La vessie est très douloureuse à la pression sus-pubienne et rectale, ainsi qu'au contact de la sonde introduite par l'urètre. Des instillations vésicales de sublimé et d'huile iodoformée sont pratiquées sans aucun résultat; la cocaïne et les narcotiques de toute sorte sont employés sans le moindre bénéfice jusqu'en février 1893. A ce moment, je propose la cystotomie que le malade découragé accepte sans discussion.

Taille hypogastrique le 3 mars 1893. La muqueuse vésicale est rouge sombre, revêtue de matière puriforme légèrement teintée de sang. Au niveau du trigone et près du col, quelques points exulcérés. La paroi est épaissie, fortement congestionnée. Je touche au thermocautère les parties érodées de la muqueuse et je suture au fil d'argent chaque lèvre vésicale aux plans musculocutanés correspondants. Les tubes de Périer sont assujettis, fonctionnent bien et trempent, entre les cuisses du malade, dans un urinal rempli de liqueur de Van Swieten. Le reste de la plaie opératoire est réuni par deux plans de suture à la soie.

A partir de ce moment, a rendu incessamment ses

urines par le drain vésico-hypogastrique, sans éprouver ni besoins, ni douleurs, ni la moindre épreinte.

Le 12, la plaie opératoire est solidement cicatrisée.

Le 21 mars, les tubes laissent écouler un peu de sang et sont mal supportés par le patient, qui d'ailleurs mange et dort bien et a repris ses forces. Je les retire et mets à demeure une grosse sonde de Malécot dans le trajet sus-pubien. Elle est bien supportée et l'opéré se lève le 1er avril. Le malade sort tous les jours de son appartement, maintenant pendant la marche l'extrémitée périphérique de sa sonde trempée dans une petite bouteille garnie de solution antiseptique. La sonde est renouvelée tous les quinze jours. L'embonpoint revient. L'état général, comme l'état local, va aussi bien que possible.

Le 10 juin, il se plaint du testicule droit, jusqu'alors indolent. Un volumineux abcès se forme et s'ouvre spontanément. Le malade, obligé de s'aliter, recommence à maigrir. Il meurt le 5 juillet, emporté par une phtisie aiguë.

Depuis l'opération jusqu'au moment de sa mort, il n'a plus souffert de la vessie. La plaie hypogastrique, restée normale, ne paraît pas avoir été ensemencée de bacilles tuberculeux.

OBSERVATION II

Cystite douloureuse chez un prostatique calculeux — Taille et drainage hypogastriques — Nécessité de maintenir jusqu'à la mort, survenue sept mois plus tard, le drainage vésical pour supprimer les douleurs vésicales.

N..., ancien militaire, cinquante-huit ans. Plusieurs

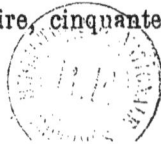

blennorragies dans sa jeunesse, alcoolisme. A toujours
bien uriné jusqu'à cinquante-un ans. Depuis lors, miction lente, parfois douloureuse à la fin. Il y a trois ans
qu'il urine souvent, quelquefois du sang. A fait sans
succès plusieurs cures à Capvern et des lavages vési-
caux. Depuis cinq mois, éprouve à chaque miction, qui
a lieu toutes les demi-heures, une violente douleur
suivie de l'expulsion d'une ou deux cuillerées de
liquide trouble, ressemblant par moment à du bouillon
de tomate.

Je le vois en avril 1892. La prostate est grosse comme
une mandarine et présente, au toucher rectal, une sur-
face régulière. Du côté de la vessie, elle fait un relief
qui gêne un peu le cathétérisme et derrière lequel
l'urine stagne, croupit et ne s'évacue jamais sans sonde.
Aucun calcul ne se révèle à l'explorateur métallique.

Des instillations argentiques et sublimées, pratiquées
successivement dans l'espoir de modifier la muqueuse
vésicale, ne font qu'augmenter les douleurs. J'essaie de
placer à demeure dans le canal une sonde molle constamment ouverte, le malade ne peut la supporter plus
de deux jours. La vessie est sensible au moindre choc
d'une sonde introduite par l'urètre, comme à la pression exercée par l'hypogastre ou le rectum.

Le 15 mai, à bout de tentatives, je propose l'incision
hypogastrique qui est pratiquée le 18. La vessie apparaît, sillonnée extérieurement de grosses veines bleuâ-
tres, sous forme d'une petite boule ardoisée, dure, rata-
tinée derrière le pubis. Ouverte et attirée vers moi par
deux anses de fil, j'y découvre une muqueuse pourpre,
accidentée de volumineuses colonnes charnues et ta-

pissée, dans le sinus rétroprostatique, d'un dépôt purulent mêlé de débris phosphatiques. Après lavage de la
cavité vésicale, j'en explore tous les replis. A gauche,
entre deux colonnes pariétales, je heurte du doigt un
corps dur : c'est l'extrémité d'un calcul urique, gros
comme une cerise, solidement enchatonné dans une
cellule et qui avait échappé, avant la taille, à l'explorateur métallique, comme il aurait pu, sans un examen
approfondi de la vessie ouverte, m'échapper encore
pendant la cystotomie. Il est bien seul. Peut-être est-il
la cause principale des contractures si pénibles de la
vessie et sa suppression entraînera-t-elle la guérison de
la cystite douloureuse. Les tubes de Périer sont ins-
tallés après suture des lèvres vésicales aux parois abdo-
minales. La plaie opératoire est réunie, dans le reste de
son étendue, par deux étages de sutures à la soie.

Le 1er juin, je retire les tubes ; le 10, la fistule sus-
pubienne est cicatrisée. Presque aussitôt les douleurs
vésicales réapparaissent. Le 20 juin, elles ont la même
acuité et la même fréquence qu'avant l'opération. Je
rétablis la perméabilité du trajet hypogastrique par
deux applications de laminaria et j'y introduis une
sonde de Malécot n° 20, toujours ouverte extérieurement
dans un urinal sublimé. A partir de ce moment, le
malade ne souffre plus.

La sonde est renouvelée toutes les deux ou trois
semaines et injectée chaque jour à la solution boriquée.
Elle fonctionne très bien, mais donne toujours issue à
des urines troubles. Cette sonde ne permet malheureusement pas au malade de se déplacer commodément,
par l'obligation que je lui impose de la maintenir assujettie dans un récipient antiseptique.

Le 27 décembre, le malade contracte l'influenza et meurt en trois jours d'une broncho-pneumonie double.

Le drainage vésico-hypogastrique a, pendant sept mois, assuré la complète disparition des troubles douloureux de la miction.

OBSERVATION III.

Cystite douloureuse chez un prostatique atteint de pyélo-néphrite — Cystotomie et drainage hypogastriques — Disparition des crises vésicales assurée par le drainage complet de la vessie.

R..., ancien mécanicien de la marine, soixante ans. Aucun antécédent urinaire, si ce n'est une miction ordinairement fréquente, attribuée à la grande quantité de boissons aqueuses absorbées pendant trente-huit ans de navigation aux pays chauds. Depuis cinq ou six ans, rend du sable avec ses urines qui sont un peu nuageuses, mais n'éprouve ni gêne ni douleurs jusqu'en juillet 1892. Alors apparaît la fréquence des besoins et la sensibilité assez vive de la miction, qui a lieu environ toutes les demi-heures, tant la nuit que le jour, et donne issue à des urines abondantes et troubles. Le 28 décembre 1892, éclatent de graves manifestations urémiques : fièvre violente, subdélirium, contractions spasmodiques de la face, albuminurie et perte momentanée de la mémoire qui revient au bout de huit jours. En avril 1893, l'examen des urines dénote beaucoup de pus, du sable urique, pas de sucre. Régime lacté et hydrominéral (Vittel, Capvern). Pendant un séjour à Capvern, se trouve plus souffrant, rentre précipitamment à Bordeaux et me fait appeler le 12 juillet.

Très fatigué, amaigri, teinte jaune paille des tégu-

ments, fébricitant, rendant en abondance des urines
sales à l'émission et qui donnent au repos une épaisse
couche de dépôt purulent, miction toutes les vingt
minutes en moyenne, atrocement douloureuse : obligation de se cramponner aux meubles pour supporter
l'épreinte de feu qui, dit-il, enveloppe à ce moment sa
vessie. De temps à autre, miction interrompue par là
contraction énergique d'un anneau qui se resserre à la
base de la verge et retentit sur l'anus. La crise est ter-
minée quand toute l'urine vésicale est évacuée; elle
recommence à chaque besoin d'uriner. L'exploration
attentive des reins ne révèle ni tumeur ni empâtement,
mais seulement un peu de sensibilité que l'on retrouve
encore sur le trajet des deux uretères et au milieu de
l'hypogastre. Ici, la douleur s'exagère lorsque, avec la
main recourbée, on comprime d'arrière en avant la
vessie contre le pubis. Même sensation douloureuse
produite par la pression exercée de bas en haut sur la
vessie pendant le toucher rectal, qui révèle une prostate grosse, dure, régulière. L'explorateur ne trouve ni
rétrécissement urétral ni calcul dans la vessie, mais il
éveille, au moindre contact avec la paroi vésicale, une
sensibilité très vive qui arrache des cris au patient.

La polyurie trouble, depuis longtemps installée chez
ce malade, fait immédiatement porter le diagnostic de
pyélo-néphrite, imputable peut-être à la lithiase urique,
peut-être au prostatisme ou bien encore à ces deux
causes réunies et compliquée d'un élément vésical
devenu très important : la cystite douloureuse.

De juillet en octobre 1893, tous les traitements locaux
modificateurs et sédatifs sont vainement dirigés contre

la vessie, ainsi que les calmants administrés par voie stomacale, rectale ou hypodermique. Les besoins d'uriner reviennent tous les quarts d'heure, provoquant une contracture horriblement douloureuse qui rend tout repos impossible. Pas d'appétit. État physique et moral chaque jour plus précaire. Je propose la cystotomie dans le but de faire cesser les douleurs.

Taille hypogastrique le 9 octobre. La vessie est épaissie, sa muqueuse violacée; pas de calculs. Cinq points de suture vésico-abdominale à la soie; tubes de Périer maintenus béants dans un récipient sublimé, jusqu'au 9 décembre. Pendant tout ce temps, le malade ne souffre pas, mange avec appétit, dort bien, a repris ses couleurs et ses forces. Il se lève et circule, mais éprouve pendant la marche une sensation de pesanteur pénible au périnée; il l'attribue à la pression des tubes de Périer sur le bas-fond vésical. Ceux-ci sont retirés le 9 décembre; ils ne contiénnent aucune trace d'incrustations calcaires. Je les remplace par une sonde de Malécot, plus légère et moins gênante.

Le 9 janvier 1894, cette sonde est retirée. La fistule laisse écouler toute l'urine; à ces conditions les douleurs vésicales n'apparaissent pas. Mais le bain permanent d'urine dans lequel le malade est plongé rend cette situation insupportable et fait désirer la fermeture de la fistule.

Le 21 janvier, pour activer la cicatrisation du trajet hypogastrique, j'essaie de mettre à demeure dans la vessie une sonde molle introduite par l'urètre et maintenue ouverte. Cette sonde est très bien supportée pendant deux jours, à la condition de n'être pas trop

enfoncée, de ne pas toucher la paroi vésicale et de ne
pas être mobilisée, sous peine de voir reparaître les
crises et les douleurs d'autrefois. Après quarante-huit
heures, même avec toutes les conditions d'immobilité
parfaite qu'assure le malade, condamné au décubitus
dorsal le plus absolu, la révolte vésicale éclate contre le
séjour de l'instrument, qui doit être retiré. A ce moment, la fistule sus-pubienne est guérie, mais le patient
aussitôt retombe dans l'état déplorable qui précéda
l'opération.

Le 1er février, je rétablis la fistule et y place une
sonde de Malécot qui ne peut être gardée plus de
quinze jours, tant son extrémité profonde devient into-
lérable à la cavité vésicale, sans cesse contracturée pour
l'expulser. Il faut revenir à l'incontinence complète de
la fistule : c'est un bain d'urine perpétuel, mais c'est la
cessation des douleurs.

Le 1er mars, pour obvier à cette incontinence, sans
toutefois irriter le muscle vésical, j'introduis dans le
trajet sus-pubien une canule en ébonite, percée aux
deux bouts et destinée à ne pas dépasser en haut la
face postérieure de la paroi abdominale. En bas, elle
s'adapte à un tube de caoutchouc conduisant les urines
dans un récipient. A son émergence de la plaie hypogastrique, cette canule traverse à frottement dur une
plaque épaisse de caoutchouc assujettie elle-même par
une ceinture et par des sous-cuisses. Par cette canule,
ainsi fixée, qui ne va pas irriter la paroi vésicale, l'urine
s'écoule continuellement et sans souffrance. Si parfois,
au-dessous de son extrémité profonde, un peu de liquide
s'accumule dans le bas-fond vésical et éveille de la dou-

leur, on peut enfoncer légèrement la canule qui va recueillir l'urine retenue et en faciliter l'issue ; puis on retire doucement l'instrument si son contact offense la vessie intolérante. .

Comme l'ancien, ce nouveau dispositif ne permet au malade qu'une existence cloîtrée. Il ne peut ni sortir ni commodément marcher, dans son jardin, vu la gêne occasionnée par la bouteille fixée entre ses cuisses et dans laquelle plonge constamment le siphon vésical.

C'est pour pallier à cet inconvénient que j'ai fait construire l'urinal hypogastrique dont je parlerai plus tard.

Quant à la persistance de la cystite douloureuse chez ce sujet, elle est évidemment due à l'état irrémédiable du muscle vésical, mais elle peut aussi s'expliquer par l'incurabilité de la pyélo-néphrite, dont les contractures vésicales sont en partie symptomatiques. Le patient est donc condamné à garder longtemps, jusqu'à sa mort sans doute, le drain que je me suis efforcé, par l'urinal adapté à son extrémité périphérique, de rendre aussi compatible que possible avec les exigences de la vie ordinaire.

Dans ces trois observations de cystite douloureuse, nous voyons l'incision et le drainage hypogastriques de la vessie assurer la suppression totale des douleurs par l'évacuation complète et incessante de l'urine vésicale.

Mais, il faut bien le reconnaître, le drainage vésico-hypogastrique, malgré les services qu'il rend en pareil cas, constitue une infirmité pénible. Quoique bien préférable aux tortures créées par les formes graves de la cystite douloureuse, il présente des inconvénients que la vérité nous oblige à reconnaître.

Chez certains sujets, comme chez mon troisième opéré, la vessie arrive à ne plus tolérer même la présence du drain. Il faut alors, ou bien subir l'écoulement incessant d'une fistule hypogastrique et de temps à autre cathétériser le nouvel urètre pour évacuer le bas-fond vésical et prévenir l'oblitération du trajet, ou bien employer une canule rigide et courte, suffisante pour permettre le drainage de la vessie sans éveiller les contractures vésicales.

En second lieu, si la présence d'une sonde hypogastrique rend la vie tolérable aux malades résignés à demeurer couchés ou assis, elle est loin de satisfaire les opérés, plus rares à la vérité, qui désirent vivre d'une vie plus extérieure. A ceux-ci ne sauraient suffire l'urinal ordinaire placé entre les cuisses dans l'attitude couchée ou assise, ni la bouteille suspendue au bout de la sonde et permettant d'aller et venir dans la maison et le jardin. Pour pouvoir s'habiller et promener en ville, comme tout le monde, ces malades ont besoin d'un récipient un peu moins rudimentaire. C'est à eux que convient l'urinal hypogastrique fabriqué pour mon troisième opéré. Il assure l'évacuation permanente de la vessie, le maintien de la sonde dans un milieu antiseptique, la locomotion facile du sujet.

III

Urinal hypogastrique. — Présentation d'appareil.

Lorsque, pour une raison quelconque, le chirurgien a enlevé à la vessie par la cystotomie sus-pubienne ses fonctions de réservoir et que l'urine doit s'écouler incessamment au dehors par la plaie hypogastrique (cystotomisés pour cystite douloureuse, cystostomisés incontinents, etc.), le drainage vésico-abdominal devient une infirmité nécessaire. Cette infirmité, supportable pour les valétudinaires résignés à garder le lit ou la chambre, est difficilement compatible avec certaines exigences de la vie extérieure, accessible encore aux sujets vigoureux.

A cette dernière catégorie de cystotomisés s'adresse l'urinal hypogastrique que j'ai fait construire pour l'un de mes opérés et que représentent, réduit au cinquième de ses dimensions naturelles, les deux figures ci-jointes.

Description de l'appareil.

C'est un récipient en caoutchouc, plus large et plus volumineux en haut, s'effilant en bas; convexe en avant, où il sera recouvert par les vêtements, plat et un peu excavé en arrière pour s'harmoniser avec la

disposition bombée de l'hypogastre et des saillies géni-
tales chez l'homme.

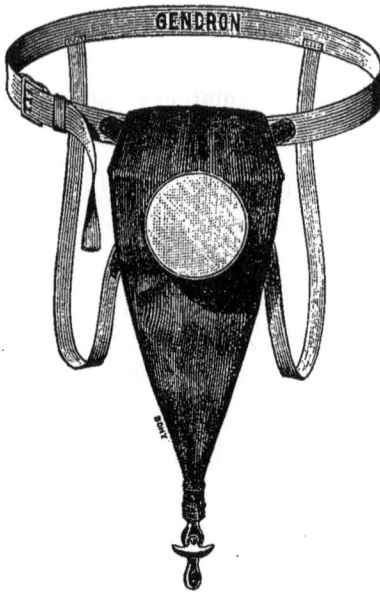

FIG. 1.

APPAREIL ENTIER VU DE FACE

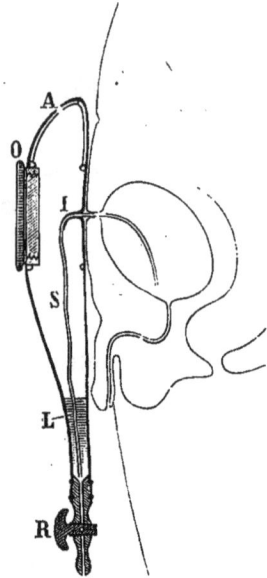

FIG. 2.

COUPE
LONGITUDINALE DE L'APPAREIL
VU DE PROFIL

La partie supérieure de l'appareil présente une
forme fixe, due à la présence d'une légère ossature
métallique, interposée entre deux couches de caoutchouc. C'est cette partie qui assujettit l'urinal par une
ceinture et des sous-cuisses.

La partie inférieure, au contraire, est souple, de
façon à ne pas gêner les mouvements de la cuisse

contre laquelle elle est appliquée par le pantalon et à pouvoir être mobilisée par le malade lorsqu'il voudra évacuer le récipient.

Cet urinal est perforé en haut, en bas, en avant, en arrière.

En arrière existe un infundibulum *I (fig. 2),* sorte d'invagination produite par la paroi postérieure elle-même et qui plonge vers la cavité de l'appareil. Dans l'infundibulum est reçue, comme le doigt dans un gant, l'extrémité périphérique de la sonde hypogastrique. Cette sonde *(S)* est en caoutchouc ; elle peut venir directement de la vessie (Pezzer, Malécot, etc.), ou bien être adaptée, comme chez mon opéré, au bout d'une canule rigide émergeant du trajet sus-pubien. Elle plonge jusqu'à l'extrémité inférieure de l'urinal, où son ouverture, toujours béante, baigne dans un liquide antiseptique *(L)* (acide phénique, sublimé).

Sur la paroi antérieure, juste en face de l'infundibulum, est creusée une large fenêtre ronde *(O),* mesurant cinq centimètres de diamètre et limitée par une armature en zinc, à la périphérie de laquelle s'ajuste hermétiquement le caoutchouc ambiant. Un opercule en zinc, se vissant très exactement dans l'armature de la lunette, en permet l'obturation parfaite.

En avant encore, mais tout à fait en haut, sont disposés, à droite et à gauche, deux petits trous *(A),* creusés à l'emporte-pièce, par où l'air extérieur peut constamment entrer et sortir : condition nécessaire aux variations de pression qui doivent exister dans l'intérieur de l'urinal.

En bas, un robinet (R) en ébonite assure l'évacuation facile de l'appareil, à travers l'ouverture du pantalon ordinairement destinée à laisser passer la verge, pour la miction.

Emploi de l'appareil.

Il faut d'abord introduire la sonde hypogastrique dans l'infundibulum postérieur de l'urinal. Pour cela, l'ouverture de la fenêtre antérieure est nécessaire. Elle permet d'attirer en avant la sonde et de la diriger vers le bas-fond de l'appareil. A ce moment, l'on fixe la ceinture et les sous-cuisses et l'on s'assure que le robinet inférieur est bien fermé. Par la fenêtre antérieure, on verse dans l'urinal 30 grammes de liqueur antiseptique où baignera l'extrémité inférieure de la sonde. On peut alors visser l'obturateur dans la lunette et le malade s'habiller pour partir. L'urine va descendre goutte à goutte de la vessie, chassant, au fur et à mesure de son arrivée dans l'appareil, l'air qui s'en échappe par les deux orifices supérieurs.

La partie inférieure de l'urinal, située au-dessous de la fenêtre, a une capacité minima de 400 grammes. Cela permet au malade de l'évacuer seulement toutes les trois ou quatre heures, lorsqu'il n'a pas la commodité de le faire plus souvent.

Pour évacuer le contenu de l'appareil, ce qui peut

se faire dans un urinoir public, comme si la miction
s'effectuait avec la verge, le malade attire au dehors le
robinet et l'ouvre. L'urine s'écoule ainsi, l'air entrant
à ce moment par les deux trous qui ventilent supérieu·
rement le récipient. Une fois l'évacuation achevée, le
robinet est refermé et, par la fenêtre antérieure rapide-
ment ouverte, on verse dans l'urinal les 30 grammes
de solution antiseptique qui suffisent à immerger l'extrémité de la sonde. (La dose voulue d'antiseptique à
employer est indiquée sur un petit flacon gradué que
le malade a dans sa poche pour cet usage.) La lunette
est alors fermée et l'extrémité mobile de l'urinal réin-
tégrée dans le pantalon.

Pour retirer l'appareil, on le vide comme précé-
demment. On détache la ceinture et les sous-cuisses et,
à travers la fenêtre ouverte, on aide au retrait de la
sonde. Celle-ci est enlevée doucement par une traction
légère exercée de bas en haut, à son émergence du
méat hypogastrique.

Une fois sorti, l'urinal doit être nettoyé et soigneu-
sement désinfecté. A cet effet, on peut faire passer un
courant d'eau dans sa cavité, ou mieux encore le
maintenir constamment submergé, toutes ouvertures
béantes, dans un liquide antiseptique. L'acide phénique me paraît préférable au sublimé, à cause de
son pouvoir odorant qui peut mieux neutraliser l'odeur
pénétrante de l'urine et aussi parce qu'il n'attaquera
pas l'armature métallique de la lunette, qu'il n'a pas
été possible de monter en ébonite.

Cet appareil me paraît, entre autres avantages, réaliser les conditions suivantes :

1° Simple, léger, peu gênant, il permet la marche en assurant la vacuité constante de la vessie ;

2° Il maintient l'extrémité béante de la sonde hypogastrique toujours baignée dans un milieu antiseptique ;

3° Il est d'un entretien facile, grâce à la disposition des orifices assurant le complet nettoyage de la cavité.

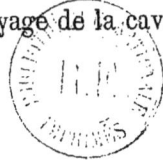

Bordeaux. — Imp. G. GOUNOUILHOU, rue Guiraude. 11.

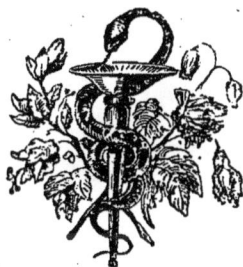